BEI GRIN MACHT SICH IHR WISSEN BEZAHLT

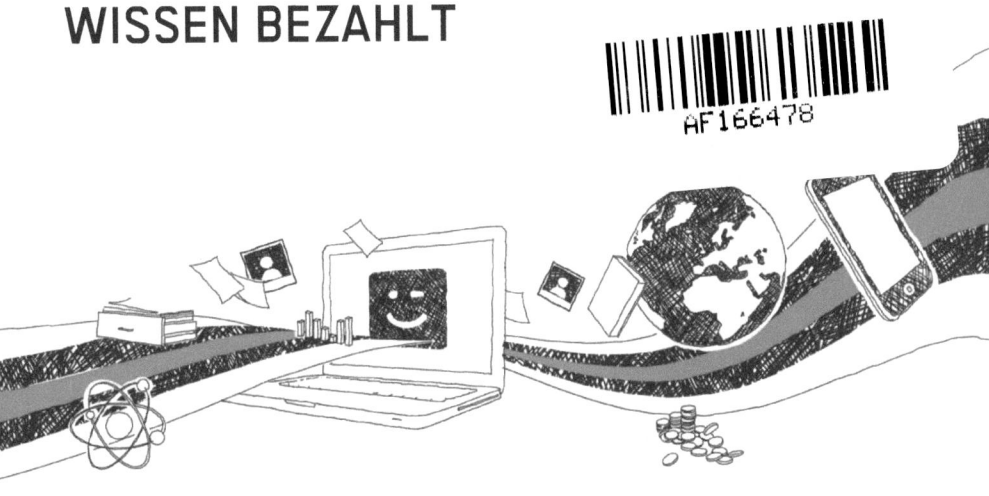

- Wir veröffentlichen Ihre Hausarbeit,
  Bachelor- und Masterarbeit

- Ihr eigenes eBook und Buch -
  weltweit in allen wichtigen Shops

- Verdienen Sie an jedem Verkauf

Jetzt bei www.GRIN.com hochladen
und kostenlos publizieren

GRIN

Der Einsatz von Robotern im Gesundheitswesen. Anwendungsmöglichkeiten für die Alten-, Kranken- und Kinderkrankenpflege

Sandra Waldermann-Scherhak

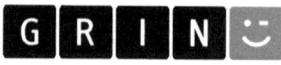

Bibliografische Information der Deutschen Nationalbibliothek:

Die Deutsche Nationalbibliothek verzeichnet diese Publikation in der Deutschen Nationalbibliografie; detaillierte bibliografische Daten sind im Internet über http://dnb.d-nb.de abrufbar.

ISBN: 9783346600462
Dieses Buch ist auch als E-Book erhältlich.

Das Buch bei GRIN: https://www.grin.com/document/1177389

FOM Hochschule für Oekonomie & Management Düsseldorf
Hochschulzentrum Düsseldorf

Berufsbegleitender Studiengang
Gesundheitspsychologie & Medizinpädagogik (B. A.)

6. Semester

Scientific Essay
in Modul Informationstechnologien & E-Health

Anwendungsmöglichkeiten, Chancen und Risiken des Einsatzes von Robotern im Gesundheitswesen

Autorin: Sandra Waldermann-Scherhak
Abgabedatum: 2021-12-23

Inhaltsverzeichnis

Abkürzungsverzeichnis

BIBB   Bundesinstituts für Berufsbildung

BBF   Bundesministeriums für Bildung und Forschung

BMFSFJ   Bundesministeriums für Familie, Senioren, Frauen und Jugend

Bspw.   beispielsweise

GW   Gesundheitswesen

KI   Künstliche Intelligenz

SE   Scientific Essay

1   Einleitung

Die Neue Züricher Zeitung titelte bereits 2012, „Japan sieht großes Potential für Roboter in der Pflege" und wies darauf hin, dass Japan als die an der schnellsten alternden Gesellschaft der Welt gilt. Da diese Spitzenposition voraussichtlich in den nächsten Jahrzehnten noch weiter steigt, investieren die Firmen Panasonic, der Autobauer Toyota und andere Unternehmen in Japan viel in die Entwicklung von Robotern. Jeder vierte Japaner sei bereits älter als 65 Jahre. Deutschland gilt ebenso wie Japan als exemplarisch für moderne Industrienationen. Der Anteil der über 65-Jährigen macht knapp 20% der Gesamtbevölkerung der Bundesrepublik Deutschland aus. Laut statistischen Berechnungen wird dieser weiter steigen. Die Lebenserwartung wird innerhalb der nächsten 50 Jahre um 7 bis 11 Jahre zunehmen. (vgl. Statistisches Bundesamt, 2009a). Dem demografischen Wandel einer immer älter werdenden Bevölkerung liegt zugrunde, dass in Zukunft eine große Anzahl pflegebedürftiger Menschen einer nicht proportional wachsenden Anzahl von Pflegekräften gegenübersteht. Bereits in den 80er Jahren erlebte die KI eine Phase der Euphorie. Neuronale Netze wurden in den 90er Jahren ein Allheilmittel, denn seitdem entstanden leistungsstarke Techniken, die heute in einer Vielzahl von modernen Produkten Einsatz finden (Lämmel/Cleve, 2004). KI-gestützte Systeme befinden sich in der technischen Weiterentwicklung und sind teilweise bereits im Einsatz. Programme, die sich im Rahmen von Deep Learning und durch Vernetzung weiterentwickeln, werden für Diagnose- und Behandlungsvorschläge eingesetzt. (Vgl. Müschenich/Wamprecht, 2018) „Robotischen Systemen wird das Potenzial zugeschrieben, durch situationsangepasste Unterstützungsleistungen zur Entlastung im pflegerischen Alltag beizutragen" (BBF, 2018). Durch die schnelle und automatisierte Reaktion gewinnen Maschinen, künstliche Intelligenz, Deep-Learning eine immer größere Bedeutung in der medizinischen Versorgung.

1.1 Problemstellung

Die Veränderung der Altersstruktur der westlichen Industrieländer und die Tatsache das die Anzahl der Pflegekräfte der stark steigenden Anzahl Pflegebedürftiger gegenübergestellt sind, verdeutlicht das Problem, das in unserer modernen Gesellschaft verortet ist. Im Jahre 2007 waren in Deutschland 2,25 Millionen Menschen (13,7% der Altersbevölkerung ab 65 Jahre; 2,7% der Bevölkerung) pflegebedürftig. (vgl. Statistisches Bundesamt, 2009b). Davon wurden 709.000 Menschen in Pflegeheimen von ca. 396.100 Menschen im Bereich der Pflege und Betreuung umsorgt. Statistisch ist festzustellen, dass mit zunehmendem Alter die Pflegequote signifikant steigt. (vgl. Statistisches Bundesamt, 2009c). Auch wenn die Anzahl der Auszubildenden in Pflegeberufen von 2005 bis 2011 von 13.869 auf 23.684 angestiegen ist, wird davon ausgegangen, dass insgesamt noch immer zu wenige Menschen einen Pflegeberuf ergreifen, um den Pflegebedarf decken zu können. (BMFSFJ, 2021). Bereits junge Pflegekräfte klagen nach wenigen Dienstjahren über die extremen körperlichen Belastungen und weisen schon diagnostizierte Rückenprobleme auf. Der aktuell bestehende Pflegenotstand und die Abwanderung der Pflegekräfte durch physische und psychische Überforderung sind ernst zu nehmen und fordern uns zur Veränderung der vorherrschenden Arbeitsbedingungen auf.

1.2 Vorgehensweise

Das SE ist thematisch in drei Kapitel aufgeteilt. Kapitel 1 umfasst Einleitung, in Kapitel 1.1 wird die Problemstellung und Kapitel 1.2 die Vorgehensweise beschrieben. Kapitel 2 widmet sich dem Einsatz von Robotern im GW, wobei Anwendungsbeispiele in Kapitel 2.1 der Altenpflege, 2.2 der Krankenpflege und 2.3 der Kinderkranken aufgezeigt werden. Im 3. Kapitel wird der Einsatz Robotik im GW, in Kapitel 3.1 die Chancen und Vorteile und in Kapitel 3.2. die Risiken und Nachteile erläutert. Kapitel 4 bildet das Fazit, in dem die gesamten Aspekte zusammengefasst und eine prospektive Sicht zum Einsatz der Robotik im GW eingenommen wird. *Anmerkung*: Zwecks Wortebegrenzung ist der Exkurs „Einsatz von Robotern anhand ethischer Betrachtungen und moralischer Dilemmata" im Anhang beigefügt.

2   Anwendungsmöglichkeiten von Robotern im Gesundheitswesen

Der Bedarf, der sich aus den wandelnden Faktoren in Bezug auf Pflege herauszustellt, stellen uns vor neue Herausforderungen uns den komplexen Wandlungsprozessen anzupassen, die dem demografischen Wandel zugrunde liegen. Servicerobotik in der Pflege alter und kranker Menschen gewinnt mehr an Bedeutung. Ein Roboter, der daran erinnert, Tabletten zu schlucken, genügend Flüssigkeit aufzunehmen, Pflegebedürftige aufrichtet oder mit ihnen über einen Monitor Gedächtnisspiele spielt, dürfte aber bald Standard sein. Auch einen Roboter, der Haare shampoonieren und waschen kann, haben die Techniker 2010 in der Kleinstadt in der Nähe Osakas bereits entwickelt. (NZZ, 2012)

Der Gedanke, dass auf Hilfe angewiesene Menschen künftig von einem Pfleger oboter betreut werden könnten, ist für viele befremdlich. (Kreis, 2018) Zur allgemeinen Akzeptanz und Annahme des Einsatzes von Robotern seitens der Patienten, lassen sich in der Literatur gegensätzliche Meinungen finden:

„Bedenken gibt es auch auf der Seite der Patienten. Auch hier ließen sich die Pflegebedürftigen lieber von Menschen betreuen. Roboter können pflegende Menschen nicht ganz ersetzen, weil sie den Pflegebedürftigen nur einzelne Schritte abnehmen können." (NZZ, 2012)

„Denkbar ist daher, die Robotik im Rahmen von Betreuungs- und Beschäftigungsangeboten einzusetzen. Befragt man Patient:innen und Bewohner:innen zum Einsatz von Technologien, so finden diese zum Teil großen Gefallen an der Technik. Sie weckt die Neugierde und sorgt für Abwechslung im teils eintönigen Alltag." (Hoffmann, 2020)

2.1   Robotik in der Altenpflege

In der Altenpflege hat der Einsatz von Robotern eine stärkere Gewichtung, da die Anwendungsmöglichkeiten vielfältig sind. Es gibt Roboter zum Heben der Patienten, Roboter die zur Unterstützung bei der Hygiene und Körperpflege beitragen. Besonders hilfreich sind Serviceroboter die alten Menschen als Orientierungshilfe dienen und Menschen beim Gehen und Treppen steigen unterstützen. Körperfunktionen wie Blutdruck, Puls und Blutzuckerspiegel können per Fernüberwachung kontrolliert werden, sodass schnelle Hilfe bei Stürzen geleistet werden. Sogenannte ‚Exoskelette‘ können gehbehinderte Menschen in der Mobilität unterstützen.

Im Servicebereich gibt es Roboter, die Heimbewohnern ein Glas Wasser anreichen können, und somit das Pflegepersonal entlasten, die mit anderen Aufgaben beschäftigt sind und nicht direkt auf den Patientenwunsch reagieren können. (Hodek, 2021) ‚Intelligente Pflegewagen‘ werden vom Personal via Smartphone gerufen und fahren Verbandmaterial, Pflegeutensilien und Wäsche autonom auf die jeweiligen Stationen des Heimbereiches. (Graf, 2021) Der Einsatz von ‚intelligenten Rollstühlen‘ können Bewohner autonom vom Zimmer zum Frühstücksraum fahren.

‚Sozial-interaktive Roboter‘ können mit pflegebedürftigen Menschen direkt interagieren sie reagieren auf Gestik und Mimik und zeigen diese teilweise auch selbst. Auch Rhythmus oder Rätselspiele können mit dem Einsatz von Robotern zur Unterhaltung der Bewohner dienen und deren kognitive Fähigkeiten trainieren. Insbesondere bei Menschen mit der Erkrankung Demenz- oder Depression können durch die Einführung von ‚emotional robots‘ (Meyer, 2011) neue Handlungsfelder in der Therapie und in der Pflege erschlossen werden. Ein Beispiel für eine spezielle Therapie ist die Interaktion mit einer Maschine «PARO» ein Roboter-Seehund. Es handelt sich um ein „künstliches Haustier“, das positiv auf die Berührungen durch die Pflegebedürftigen reagiert. Diese können es streicheln, und haben etwas Physisches um das sie sich kümmern können (Beck, 2018). Einige Studien zeigen, dass diese Art von Robotik gut von Pflegebedürftigen Menschen akzeptiert wird (Hodek, 2021).

4

2.2   Robotik in der Krankenpflege

Die Automation durch den Einsatz von Robotik in der Pflege dient der Erleichterung der Arbeit. Erste Test-Einsätze von Robotern im Krankenhaus zeigte, dass Pflegende durch die Unterstützung von Robotern Entlastung erfuhren und Zeit gewannen, um sich intensiver um ihre eigentlichen Aufgaben zu kümmern. In Modellversuchen kann ein Pflege-Roboter bereits Medikamente, von der Krankenhausapotheke auf die jeweiligen Stationen bringen. Beim Einräumen der Medikamentenschachteln verfährt er nach dem Prinzip „First in – first out" ältere Medikamente nach vorne und neue Medikamente nach hinten sortiert (Gebert et al., 2021).

Serviceroboter können das Umbetten der Patienten übernehmen, und Betten mit KI ausgestattet werden, um bspw. Koma-Patienten zu mobilisieren (Beck, 2018). Neben dem gesundheitlichen Monitoring werden auch Roboter zur gesundheitlichen Prävention eingesetzt. Dazu zählen Roboter die Patienten bei Bedarf anleiten und motivieren Bewegungsübungen durchzuführen. Auch im Rehabilitationsbereich gibt es technische Ansätze, die gehbehinderten Menschen neue Handlungs- und Bewegungsräume eröffnen können. Roboter assistieren Patienten mit Lähmungen und Behinderungen.

„Brain-Machine-Interfaces" können zur Steuerung von Rehabilitationsrobotik verwendet werden und geben gelähmten Schlaganfallpatienten helfen Beschädigung zu umgehen und Bewegung zu unterstützen, sowie beschädigte neuronale Verbindungen rehabilitieren und Gehirn und Muskelimpulse verbinden und Bewegung ermöglichen. (Vgl. Ramos-Murguialday A., 2017)

Roboter können Pflegefachpersonen auch die zeitaufwendige Dokumentation erleichtern. Der Roboter assistiert, indem er Zugriff auf eine „elektronische Wunddokumentation" bietet, die Eingabe der Spracherkennung ermöglicht und mit integrierter Hardware eine Bilddokumentation anfertigt und alle erfassten Daten automatisch in die Wunde Dokumentation übernimmt, von der Pflegefachkraft nur noch kontrolliert, korrigiert oder bestätigt werden muss. (Gebert et al., 2021).

Per ‚*Tele-Monitoring*' können die Körperfunktionen von Patienten überwachen und bei Fehlfunktionen und Abweichungen der Normwerte einen Alarm auslösen. Ziel der Fernüberwachung ist die Überbrückung von Distanz. Zu ‚*Telecare*'-Produkten zählen bspw. ‚*Ambient Assisted Living*'-Systeme mit Sturzsensoren und Alarmfunktion und Überwachung von Vitaldaten und Positionsdaten, im Sinne einer Personenortung. (Hodek, 2021). Diese Art von Monitoring wird künftig zunehmen, da Informationen aus verschiedenen Quellen miteinander verbunden und die Daten aus dem Monitoring ohne Umwege mit der entsprechenden Behandlung verknüpft werden können. Patienten können, bei ersten Anzeichen und Veränderungen der Vitalwerte und bereits vor dem Auftreten und Wahrnehmen starker Schmerzen, ein entsprechend dosiertes Schmerzmittel, per Infusion zugeführt werden. (Münch, 2017).

Bei der ‚*Telerobotik*' können sich Roboter und Chirurg die Arbeit während einer Operation teilen ‚*shared control*'. Der Chirurg führt das System, während der Roboter die Fähigkeiten erweitert und verbessert. Eine konsistente Qualität wird sichergestellt. Bei repetitiven Tätigkeiten findet keine Ermüdung statt.

Am stärksten entwickeln sich zurzeit diagnostische Anwendungen für bildgebende Verfahren in der Radiologie oder Dermatologie. Die automatische Klassifikation von Melanomen für das „*Hautkrebs-Screening*" mittels Smartphones, können zur Priorisierung von Fällen genutzt werden, bei denen die eigentliche Diagnose von einem menschlichen Experten vorgenommen wird oder als KI-gestützte Zweitmeinung. (Kunze, 2021).

Pandemiebedingt ist jüngst die Nachfrage nach automatisierter Desinfektion gestiegen. Hierbei soll ein ‚*Desinfektionsroboter*' mittels 3-D Objekterkennung in Gebäuden, potenziell kontaminierte Oberflächen, die von vielen verschiedenen Personen angefasst werden, wie Türklinken, Lichtschalter und Aufzugknöpfen zielgerichtet desinfizieren (Graf, 2021).

2.3   Robotik in der Kinderkrankenpflege

In Deutschland erkranken jährlich tausende Kinder so schwer, dass sie längere Zeit nicht in die Schule gehen können. Manche Kinder leiden an Depressionen, manche an Essstörungen, manche an Krebs. Rund 75.000 Kinder in Deutschland fehlen wegen einer schweren Erkrankung langfristig in der Schule. Nicht immer können Lehrkräfte in die Kliniken gehen, sodass der Einsatz eines ‚*Avatars*' - namens «*AV1*» -, der kranken Kindern ermöglicht, vom Krankenbett am Schulunterricht teilzunehmen. Der kleine Roboter ist nur 27 cm groß und ca. 1 Kilo schwer und ähnelt mit Kopf, Hals und Torso dem menschlichen Oberkörper und wurde von Karen Dolva einer norwegischen Entwicklerin erschaffen. AV1 kann den Kopf bewegen und in verschiedene Richtungen schauen. Er hat auch ein Gesicht und kann sogar Emotionen zum Ausdruck bringen oder sich per LED-Signal melden. Es sind weltweit über 850 Geräte im Einsatz, darunter in Skandinavien, den Niederlanden und Großbritannien. In Norwegen wird ein Teil der Kosten von den Krankenkassen übernommen. In Deutschland werden die Avatare noch von keiner Krankenkasse bezahlt, höchstens über Spenden finanziert.

In der Kinderkrankenpflege werden Roboter aber nicht nur zu Zwecken der Kommunikation, sondern auch zur Unterhaltung und Anregung eingesetzt. Während früher auf Kinder-Krebsstationen ‚Klinik-Clowns' mit roten Nasen und die Kinder trotz der schweren Erkrankung und in therapiebedingter Isolation wieder zum Lachen brachten oder eine Handpuppe genannt „Chemo-Kasper" die Kinder bei der Medikamenteneinnahme unterstützten, sollen künftig auch Roboter Einsatz finden. So die «*Weiße Ente*», von Aaron Horowitz und seiner Firma Sproutel entwickelt und als Prototyp in USA vorgestellt wurde. Seine persönliche Motivation, einen Roboter zu entwickeln der Kindern hilft, war dass er im Kindesalter selbst unter Wachstumsstörung litt und sich 5 Jahre lang täglich eine Spritze setzen musste.

Der erste soziale Roboter der auf dem Markt kam, war «JERRY» – ein ‚interaktiver Bär' für Kinder mit Diabetes. Indem sie sich um Jerry kümmern, ihn füttern, ihm Insulin geben und seinen Blutzuckerspiegel überwachen, lernen die kleinen Patienten, mit der Krankheit umzugehen.

Auch *‚Emotional Robotics'* finden zur nonverbalen Kommunikation und Therapiezwecken Anwendung. So bspw. «ERIK» *ein Roboter der zur* Emotionserkennung für die Autismus-Therapie vom Fraunhofer-Institut entwickelt wurde (Damazyn, 2021). Der Einsatz hat sich als vorteilhaft erwiesen, da autistische Kinder großes Interesse an technischen Dingen zeigen und die Interaktion mit Erik als weniger komplex wahrgenommen wird als die Interaktion mit einem Menschen. Erik erkennt Gesichtsausdrücke und Sprache in der Interaktion mit dem Kind, interpretiert die Signale und leitet in Echtzeit die Emotionen daraus ab, sodass das Kind mit Hilfe einer APP und einem unterstützenden Therapeuten seine emotionalen und sozialen Fähigkeiten mithilfe der emotionssensitiven Robotik trainieren kann. Desweiteren gibt es noch Roboter «PEPPER», den Roboter-Ball «LEKA» die kombiniert mit der Therapie-App «ZIRKUS EMPATHICO» alltagsrelevante emotionale und soziale Fähigkeiten von Kindern trainieren. (BBF, 2021).

‚Social Robots' haben keine direkte medizinische Funktion, können sich aber positiv auf die emotional-psychische Verfassung und damit auf das Verhalten der Kinder auswirken. Der Vorteil ist, dass sie den Stress einer Therapie besser bewältigen und Gefühle ausdrücken, ohne sie aussprechen zu müssen. „Kinder interagieren mit Robotern anders als Erwachsene. Für ein Kind kann ein Roboter ein Kumpel sein, er ist keine erwachsene Autoritätsfigur." (Chernova/Thomaz, 2014)

3   Der Einsatz von Robotern im Gesundheitswesen

Ein russisch-amerikanischer Biochemiker und einer der bekanntesten Science-Fiction-Schriftsteller (Asimov, 1950) postuliert in seinen Robotergeschichten die „Drei Gesetze der Robotik", die als Grundlage der Entwicklung der Robotik dienten. Diese lauten wie folgt:

1. Ein Roboter darf keinen Menschen verletzen oder durch Untätigkeit zu Schaden kommen lassen.

2. Ein Roboter muss den Befehlen eines Menschen gehorchen, es sei denn, solche Befehle stehen im Widerspruch zum ersten Gesetz.

3. Ein Roboter muss seine eigene Existenz verteidigen und schützen, solange dieser Schutz nicht dem Ersten oder Zweiten Gesetz widerspricht.

Heutzutage werden Roboter definiert als „sensumotorische" Maschinen zur Erweiterung der menschlichen Handlungsfähigkeit. Sie bestehen aus mechatronischen Komponenten, Sensoren und rechnerbasierten Kontroll- und Steuerungsfunktionen. Die Komplexität eines Roboters unterscheidet sich deutlich von anderen Maschinen durch die größere Anzahl von Freiheitsgraden (Vgl.Simmler/Markwalder, 2017) und die Vielfalt und den Umfang seiner Verhaltensformen. (Decker et. al, 2014).

Es sollte ein ‚*Verhaltenskodex*' für Sozialroboter entwickelt werden, in dem Aspekte, wie bspw. ‚*Höflichkeit*', ‚*Geduld*' oder ‚*Diskretion*' auszuarbeiten wären, die dann dazu beitragen könnten, das Verhältnis der Menschen mit den Robotern einvernehmlich zu gestalten. (Decker et. al, 2012).

Auch wenn Roboter im Dienst des Menschen stehen, …"sollte ein Roboter nicht als Sklave verstanden werden, dessen einzige Existenzberechtigung darin besteht, vom Menschen eingesetzt und benutzt zu werden." (Vgl. Nida-Rümelin/Weidenfeld, 2018).

3.1 Chancen und Vorteile

Im Zeitalter der technischen Entwicklung ist der Einsatz von KI eher als Fortschritt und zur Unterstützung des Menschen zu verstehen, um das Leben effizienter, nach- und reichhaltiger zu gestalten (vgl. Nida-Rümelin/Weidenfeld, 2018). Für den technischen Fortschritt in der Pflege existieren zahlreiche Gründe. Auf mögliche voranschreitende Schwierigkeiten des Pflegeberufs, dem Pflegenotstand und Fachkräftemangel kann vorzeitig begegnet und entgegengewirkt werden. Ein weiteres Argument zu Gunsten der Einführung dieser Technologie sollte der präventive Charakter sein, da Pflegekräfte, die mit Pflegerobotern arbeiten weniger körperlich beansprucht und verbraucht werden. Die Krankenlast der Pflegekräfte durch Burnout und körperliche Erkrankungen des Herz-Kreislaufs Systems und des Skelett-Muskel-Systems werden minimiert, die Krankheits- und Fehltage gemindert.

Die Qualität im Pflegeprozess kann sichergestellt werden, weil mehr Zeit für die menschliche Zuwendung geschaffen wird, und dadurch die Attraktivität des Pflegeberufs erhöht. Solange diese bei der Technikentwicklung wie auch bei der Technik Applikation geachtet wird, mithin Person und Beziehungsorientierung im Pflegeprozess vollumfänglich leben können wird die Robotertechnik ein wertvolles Instrument zur Unterstützung der Pflege. (Kruse, 2020) Im Unterschied zu Industrierobotern, die zur Erzeugung von Sachgütern eingesetzt werden, müssen sich „Serviceroboter" an die menschliche Umgebung anpassen und von technischen Laien bedient werden können. Entsprechend höher sind die Anforderungen: Serviceroboter müssen robust, sicher, effizient und bedienfreundlich sein" (Meyer, 2011). Durch die Anonymität der Technik bleibt der Körper im Verborgenen und muss nicht notwendigerweise den Blicken und den Berührungen des Pflegepersonals ausgesetzt werden. (Decker et. al, 2014). In Zukunft werden „autonome Systeme" gefragt sein, da diese gewisse Entscheidungen selbständig und unabhängig von externer Steuerung oder Einflussnahme treffen. (Vgl. Borges, 2018). Eine vollautomatisierte Waschstation, Toilette mit Sensorsystemen, Bewegungssteuerung und Sprachsteuerung, hat den Vorteil, dass in der Wahrnehmung der alten Menschen der Intim- und Schambereich gewahrt und geschützt bleiben kann.

Wichtig dabei ist, dass ein Roboter als zusätzliche Unterstützung der menschlichen Arbeitskraft dient. Dabei geht es um die Person und beziehungsorientierte Pflege, das heißt die Wahrnehmung der Person und deren Ansprache auf alle Ebenen des Patienten: von der körperlichen über die Alltagspraktische und die seelisch-geistige bis hin zur sozialkommunikativen und spirituellen Ebene. (Kruse, 2020).

In einer Stellungnahme befürwortet der deutsche Ethikrat die technischen Entwicklungen in der Pflege, sofern dies sowohl für die Pflegefachkräfte als auch die zu Pflegenden von Nutzen ist und die Würde der Menschen achtet (Deutscher Ethikrat, 2020).

3.2   Risiken und Nachteile

Das Potenzial für Roboter ist in den alternden Gesellschaften, in denen immer mehr Menschen auf Pflege und Hilfe Pflege angewiesen sind, groß. Allerdings gibt es auch viele Hindernisse, warum ein flächendeckender Einsatz noch nicht gegeben ist. Ein großer Nachteil sind die noch erheblich hohen Kosten, denn Roboter sind noch teuer und liegen noch im Bereich eines Mittelklasseautos, laut Honda dem Direktor des Zentrums für Roboter-Entwicklung beim japanischen Elektronikkonzern Panasonic in Kadoma. (Kohlbacher, 2015). Desweiteren unterliegt der Einsatz von Robotern strengen Sicherheitsauflagen und erschweren den Einsatz in der Pflege. Der Einsatz von Technik widerstrebt dem Berufsbild der Pflege, da die Aspekte Fürsorge und Empathie die Basis für pflegerisches Handeln bilden. Teilweise ist die Technik noch nicht ausgereift genug, und kann noch nicht sicherstellen, dass Menschen durch den Einsatz von Robotern nicht zu Schaden kommen. Maschinen, die im direkten Kontakt zu Patienten stehen, ersetzen sogar zum Teil die Begegnungen zwischen Patient, Arzt und Pflegepersonal. Durch ihren Einsatz könnten Patienten körperlich wie emotional ‚verletzt‘ werden. Interaktionen können auch als eine Art Täuschung angesehen werden, etwa bei PARO, der ein Gegenüber simuliert (Vgl. van Rysewyk/Pontier, 2015).

Viele Pflegekräfte haben Angst vor Arbeitsplatzverlust. Ökonomische Rationalisierungsgründe, um menschliche Arbeitskraft einsparen zu können, sind dabei die Vermutungen. Wenn diese Grenze überschritten wird, das bedeutet die Technik nicht mehr komplementär, sondern mehr substitutiv gedacht wird, etwa in Hinsicht das Robotertechnik ‚persönlich fundierte Beziehungen ersetzen' soll, werden fachliche und ethische Probleme hervorgerufen, die auch das Selbstverständnis der Assistenz und Pflege in den verschiedenen Lebensaltern berühren (Kruse, 2020).

Unter Berücksichtigung der Verbesserung der sozialen Akzeptanz der Pflegerobotik müssten die Bedenken von Patienten, vor einer Technisierung der Pflege aus Kostengründen, wie auch die Sorgen von Pflegekräften um den Stellenabbau genommen werden. Die zwischenmenschliche Beziehung darf nicht zur Effizienzmaximierung ersetzt werden. Des Weiteren sollte der Einsatz von Robotern immer auf Freiwilligkeit und nicht gegen den Willen von Gepflegten und Pflegenden erfolgen. Auch der soziale Aspekt, die Menschlichkeit – und damit verbundene Emotionalität und Nähe die nicht einfach durch Robotik ersetzt werden kann, denn davon lebt die Profession Pflege (Hoffmann, 2020).

Eine menschliche Berührung lässt sich nicht durch Technik und Plastik eines Roboters ersetzen. „Fragwürdig wäre es, wenn pflegebedürftige Menschen soziale und emotionale Bedürfnisse zukünftig überwiegend im Umgang mit Begleitrobotern stillen würden, die Gefühle lediglich simulierten" (Beck, 2018). Als letzter Kritikpunkt gilt: Roboter sammeln Daten, erkennen Verhaltensmuster, damit Algorithmen diese interpretieren und das Verhalten gegenüber den Patienten anpassen können. Obgleich Menschen ein selbstbestimmtes Leben ermöglicht wird und Pflegekräfte Entlastung finden, bezieht sich die Kritik auf den Schutz der Privatsphäre der Pflegebedürftigen.

4   Fazit

Ob in der Kinderklinik, im Krankenhaus oder einer Altenpflegeeinrichtung, ist der Einsatz von Pflegerobotern eine vielversprechende Lösung, um auf demografische Herausforderungen und Pflegenotstände zu reagieren. Der deutsche Ethikrat hat mit einer Stellungnahme aufgezeigt, dass die Integration digitaler Technik in Pflegeprozesse sowohl Chancen wie auch Risiken beinhaltet, die auf fachlicher und ethischer Ebene anzusiedeln sind. Um künftige Pflegesituationen des GWs, die Kinder-, Kranken- und Altenpflege umfasst, gerecht zu werden, sollten neue Technologien, KI und Roboter Einsatz finden, um pflegende und therapeutische Arbeiten zu erleichtern. Grundsätzlich könnten Pflegeberufe durch den Einsatz von Robotern Unterstützung erfahren und mehr an Attraktivität gewinnen. Tendenziell zeigt sich eine leicht steigende Anzahl von Auszubildenden in der Altenpflege, der möglicherweise durch Einsatz von Robotern noch mehr Mitarbeiter gewinnt und längere Berufsbindung schafft. Die Bewahrung der Autonomie der Patienten sowie die Substituierung menschlicher Arbeitskraft sprechen abschließend als wichtige positive Aspekte für den Einsatz von Pflege- und Servicerobotern. Roboter sollte zur Weiterentwicklung der Pflege Einsatz finden, nicht aus wirtschaftlichen Aspekten. Technologien sollte einen Mehrwert für die Pflege darstellen, bspw. indem Pflegekräfte Zeitersparnis erlangen, die dem Patienten in menschlicher Zuwendung wieder zugutekommt. Prävention wird künftig eine zunehmend bedeutungsvolle Rolle einnehmen, sodass der Einsatz von Robotik im GW nicht nur bei der frühzeitigen Erkennung von Krankheiten von Patienten hilfreich ist, sondern auch damit Pflegekräfte möglichst lange und gesund ihren Beruf ausüben können. Die Robotertechnik für die Pflege muss Pflegekräfte und Patienten überzeugen, damit Vertrauen erhalten bleibt und die Sinnhaftigkeit der Win-Win-Situation verdeutlicht. Bislang existieren wenige empirische Untersuchungen, die Bedürfnisse, Ängste, Befürchtungen im Umgang und die positiven Erwartungen der Betroffenen gezielt untersuchen. Qualitative Forschung könnte den künftigen Perspektivenwechsel, wie Roboter sich in die Lebenswelten von Menschen und insbesondere pflegebedürftigen Menschen einbinden lassen, verbessern und konkreter vorantreiben.

Anhang: Exkurs - Ethische Betrachtung und moralische Dilemmata

Im Gegensatz zu Menschen, sind Roboter darauf ausgerichtet Entscheidungen so zu treffen, damit Handlungsergebnisse optimiert werden. Das entspricht der utilitaristischen Ethik, die die *Glücks-Maximierung* von möglichst vielen Personen als oberstes Ziel verfolgt, und die Konsequenzen menschlichen Handelns ausschließlich nach dem *Nutzen* beurteilt. In Notsituationen handeln Menschen nach moralischer Intuition und nicht nach einem Optimierungskalkül (Vgl. Nida-Rümelin/Weidenfeld, 2018). Ein Roboter ist nicht fähig moralisch zu denken und zu handeln, da er weder eigenes Bewusstsein noch Empathie und Vernunftdenken besitzt. Demnach müsste diskutiert werden, ob Robotern, wenn sie mit Identität, Autonomie und Handlungs- und Entscheidungsverantwortung ausgerüstet werden (Vgl. Nida-Rümelin/Weidenfeld, 2018), ihnen auch ein gewisses Maß an ,*Würde*' zugesprochen und ihnen gewisse Rechte zustünden. Roboter als intelligente Systeme können nur rationale Entscheidungen treffen. Dazu müssen sie so programmiert werden, dass Daten erfasst, Gewichtungen und Bewertungen vorgenommen, und Konsequenzen des Handelns mit Erwartungswerten und Wahrscheinlichkeiten abwägen. Die Konsequenzen wären dem größtmöglichen Nutzen, dem ökonomischen Ertrag oder dem Wohlergehen eines Kollektivs, gegenüber einem Individuum, zu treffen. Vorteile und Nachteile verschiedener Personen können nicht in der Weise vorgenommen werden, wie ein Mensch bspw. auf eigene Vorteile zugunsten einer anderen Person verzichten können. Das Handeln entspricht dem Solidarität- oder Gerechtigkeitsgefühl, nicht der Nutzen-Maximierung. Ein Arzt der nach ethischem Prinzip der ,*Nicht-Verrechenbarkeit*' handelt, ist verpflichtet das Leben eines schwerverletzten Unfallopfers zu retten, auch wenn nach dem Tod gesunde Spenderorgane zur Verfügung stünden, die das Leben vieler anderer Menschen retten würde. (Vgl. Nida-Rümelin/Weidenfeld, 2018). Robotern fehlt emotionale Empfindungsfähigkeit– anders als alle fühlenden Lebewesen – auch Schmerzempfinden und Leidensfähigkeit. So wäre die Dystopische Darstellung des ,*roboterassistierten Suizids*' im *Palliativ- und Hospizbereich* denkbar, bei dem Roboter im Kontext des assistierten Suizids eingesetzt werden könnten. Derartige Maschinen würden sterbende Patienten unterstützen, die Medikamente nicht mehr selbst einnehmen können. Das Selbstbestimmungsrecht des Patienten bliebe erhalten, indem Apparate eine Körperbewegung des Sterbewilligen ersetzen, so dass dieser bei der Selbsttötung weiterhin aktiv handelt. (Beck, 2018)

Literaturverzeichnis

Asimov, I., "Runaround" in: The Isaac Asimov Collection (Hrsg.) I, Robot. New York City: Doubleday, 1950, Seite 40

Borges, NJW 2018, Seite 977 f. m. w. N.; Kirn/Müller-Hengstenberg,. MMR 2014, *Graf,* in: Fraunhofer IPA, Serviceroboter in stationären Pflege, Seite 225

Kohlbacher, F., Rabe, B.: „Pflegerobotik als Innovationstechnik in alternden Gesellschaften – Eine Analyse der Einflussfaktoren auf die Entstehung eines Lead-Markets in Japan", 2015, Seite 321–358

Kreis, J.,: „Umsorgen, überwachen, unterhalten – sind Pflegeroboter ethisch vertretbar?", Pflegeroboter, Springer Verlag, 2018, Seite 213-228

Kruse, A.,: „Robotik für gute Pflege – Hintergrund und ", Thieme Verlag, 2020

Lämmel, U., Cleve, J.,: Lehr- und Übungsbuch Künstliche Intelligenz, 2. korrigierte Auflage, München/Wien: Fachbuchverlag Leipzig im Carl Hanser Verlag, 2004

Meyer, S.,: BMBF/VDE Innovationspartnerschaft AAL (Hrsg.) (2011) „Mein Freund der Roboter: Servicerobotik für ältere Menschen – eine Antwort auf den demographischen Wandel?" Berlin/Offenbach: VDE Verlag, 2011

Nida-Rümelin, J., Weidenfeld, N.,: Digitaler Humanismus – eine Ethik für das Zeitalter der Künstlichen Intelligenz, München: Piper Verlag GmbH, 2018

Pfannstiel, M.A., Da-Cruz, P., Mehlich, H., (Hrsg.): Digitale Transformation von Dienstleistungen im Gesundheitswesen VI, Impulse für die Forschung, Wiesbaden: Springer Fachmedien Wiesbaden GmbH, 2019

Statistisches Bundesamt (2009a): Bevölkerung Deutschlands bis 2060 - 12. koordinierte Bevölkerungsberechnung, Wiesbaden, 2009

Statistisches Bundesamt (2009b): Pflegestatistik 2007 Pflege im Rahmen der Pflegeversicherung - 2. Bericht: Ländervergleich – Pflegebedürftige, Wiesbaden, 2009

Statistisches Bundesamt (2009c): Pflegestatistik 2007 Pflege im Rahmen der Pflegeversicherung - 4. Bericht: Ländervergleich – Pflegeheime, Wiesbaden, 2009

Münch, F.,: „Autonome Systeme im Krankenhaus - Datenschutzrechtlicher Rahmen und strafrechtliche Grenzen" - Band 8, Baden-Baden: Nomos Verlag, 2017, Seite 52

Fachzeitschriften

Gebert, A.,Brünett, M., Weidner, F.: „Robotik für die Pflege der Zukunft" in: Schwester der Pflege – Robotik und Digitalisierung, Robotische Systeme, Ausgabe 07/2021, Melsungen: Bibliomed medizinische Verlagsgesellschaft mbH, 2021, Seite 8-13

Graf, B.: "Roboter stellen für die Pflege eine große Chance dar" in: Schwester der Pflege – Robotik und Digitalisierung – Robotische Systeme, Ausgabe 07/2021, Melsungen: Bibliomed medizinische Verlagsgesellschaft mbH, 2021, Seite 14-19

Hodek, J.-M.: Robotik und Digitalisierung – Effizenzpotenziale heben - Robotische Systeme, in: Schwester der Pflege, Ausgabe 07/2021, Melsungen: Bibliomed medizinische Verlagsgesellschaft mbH, 2021, Seite 4-7

Kunze, C.: „Künstliche Intelligenz wird in der Pflege weit verbreitet sein" in: Schwester der Pflege – Robotik und Digitalisierung - Robotische Systeme, Ausgabe 07/2021, Melsungen: Bibliomed medizinische Verlagsgesellschaft mbH, 2021, Seite 26-29

Müschenich/Wamprecht,: Gesundheit 4.0 – Wie geht's uns denn morgen?, Bundesgesundheitsbl. 2018, Seite 334

Ramos-Murguialday, A.,: Brain-Machine-Interfaces bei Patienten mit Lähmungen nach Schlaganfall. Orthopädie Technik, 2017; (68) Seite 40–45

Simmler M., Markwalder N.,: Roboter in der Verantwortung? In: Zeitschrift für die gesamte Strafrechtswissenschaft, ZStW 2017, Seite 23

van Rysewyk/Pontier, 2015 - in: Machine medical ethics, 2015, Seite 103

Internetquellen

Beck, S.: „Zum Einsatz von Robotern im Palliativ- und Hospizbereich", 2018
https://link.springer.com/content/pdf/10.1007%2Fs00350-018-5046-1.pdf [Zugriff
am 22.11.2021]

Bundesministerium für Bildung und Forschung (Hrsg.), ERIK, - Entwicklung einer
Roboterplattform zur Unterstützung neu-er Interaktionsstrategien bei Kindern mit
eingeschränkten sozio-emotionalen Fähigkeiten, https://www.interaktive-
technologien.de/projekte/erik [Zugriff am 12.12.2021

Bundesministerium für Bildung und Forschung (2019): „Was Robotik in der Pflege
leisten kann", https://www.bmbf.de/de/was-robotik-in-der-pflege-leisten-kann-
9638.html [Zugriff am 05.12.2021]

Bundesministerium für Bildung und Forschung (2021a): „Robotik in der Pflege wird es
nie geben", https://www.interaktive-technologien.de/perspektiven/faktencheck-
robotik-in-der-pflege/fakt-1-robotik-in-der-pflege-wird-es-nie-geben
[Zugriff am 05.12.2021]

Bundesministerium für Bildung und Forschung (2021b): „Pflege durch interaktive
Technologien verbessern",
https://www.bmbf.de/bmbf/de/forschung/gesundheit/pflege/pflege-durch-
interaktive-technologien-verbessern.html
[Zugriff am 05.12.2021]

Bundesministerium für Bildung und Forschung (Hrsg.) (2018a): Richtlinie zur
Förderung von Forschung und Entwicklung auf dem Gebiet „Robotische Systeme
für die Pflege". https://www.bmbf.de/foerderungen/ bekanntmachung-2088.html
[05.12.2021].

Bundesministeriums für Familie, Senioren, Frauen und Jugend (2021):
Pflegeausbildung,
https://www.bmfsfj.de/bmfsfj/service/publikationen/pflegeausbildung-
aktuell/161340 [Zugriff am 05.12.2021]

Bundesinstituts für Berufsbildung (2020): „Broschüre Pflegeausbildung aktuell - nach
dem Pflegeberufegesetz (PflBG)"
https://www.bibb.de/dienst/veroeffentlichungen/de/publication/show/16799
[Zugriff am 05.12.2021]

Chernova, S. Thomaz, A. L.: Robot Learning from Human Teachers - Synthesis
Lectures on Artificial Intelligence and Machine Learning, April 2014, Vol. 8, No.
3 , Pages 1-121 https://doi.org/10.2200/S00568ED1V01Y201402AIM028
[Zugriff am 12.12.2021]

Damazyn, D.,: ERIK – „Emotionserkennung für die Autismus-Therapie", *audEERING GmbH,* https://www.audeering.com/de/erik-emotion-recognition-for-autism-therapy/ erschienen, 16.09.2021 [Zugriff am 19.12.2021]

Decker, M., Krings, B.-J.; Böhle, K., Nierling, L., Schneider, Chr.: ITA-Monitoring „Serviceroboter in Pflegearrangements". Karlsruhe: ITAS Pre-Print: 04.12.2012; http://www.itas.fzk.de/deu/lit/epp/2012/krua12-pre01.pdf [Zugriff am 05.12.2021]

Decker, M., Fleischer, T., Schippl, J., Weinberger, N., (Hrsg.) „Zukünftige Themen der Innovations- und Technikanalyse - Lessons learned und ausgewählte Ergebnisse" 2014, https://d-nb.info/1058163450/34 [Zugriff am 05.12.2021]

Deutscher Ethikrat (Hrsg.): „Robotik für gute Pflege", https://www.ethikrat.org/fileadmin/Publikationen/Stellungnahmen/deutsch/stellun gnahme-robotik-fuer-gute-pflege.pdf, 2020 [Zugriff am 22.11.2021]

Hoffmann, I., „Pflege neu denken – der Einsatz von Robotik in der Pflege", Amsterdam: Elsevier B.V., 2021 https://www.elsevier.com/de-de/connect/pflege/pflege-neu-denken [Zugriff am 22.11.2021]

NZZ - Neue Züricher Zeitung: „Japan sieht grosses Potential für Roboter in der Pflege" https://www.nzz.ch/grosses_potenzial_von_robotern_in_der_pflege-1.15162756 [Zugriff am 05.12.2021]